# LETTRE

## A M. LE DOCTEUR

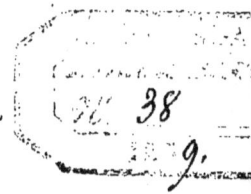

# HIPPOLYTE BACHELET,

### À PROPOS DE SON ARTICLE

#### SUR

# LES EAUX MINÉRALES

#### DE

## SAINT-CHRISTOPHE.

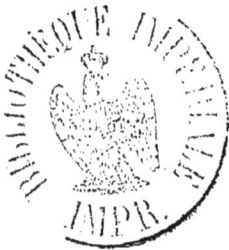

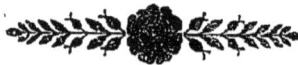

MACON,

IMPRIMERIE D'ÉMILE PROTAT.

1859.

# LETTRE

## A M. LE DOCTEUR HIPPOLYTE BACHELET,

### A PROPOS DE SON ARTICLE SUR LES EAUX MINÉRALES DE SAINT-CHRISTOPHE.

Mon cher Docteur,

### I.

J'ai reçu, de votre part sans doute, l'article que vous
avez publié dans la *Revue médicale de Lyon* sur les eaux
minérales de Saint-Christophe. Mon premier sentiment a
été doublement agréable, soit à cause du sujet, soit à
cause de celui qui le traitait pour la seconde fois. Mal-
heureusement, je n'ai pas été longtemps sous le charme.
Du sein des eaux de Saint-Christophe j'ai vu surgir et se
dresser fièrement le bœuf gras du Brionnais; et le bœuf,
accommodé à cette sauce-là, par certains artistes surtout,
me fait mal au cœur. Ce que j'éprouve, Monsieur, tous
vos compatriotes, tous vos anciens amis l'éprouvent avec
moi. Vous abandonnez vos traditions de famille, et ceux
même que vous aviez intention d'obliger se sont vus ré-
duits à la douloureuse nécessité d'une protestation qui les
honore. « L'administration des eaux de Saint-Christophe
laisse à M. le docteur Bachelet toute la responsabilité de
ses opinions (1). » Cette parole, infligée à votre brochure,
était une large et digne réfutation; et si votre article n'eût
pas été reproduit dans le *Journal de Saône-et-Loire*, je

---

(1) Les eaux gazéifiées de Saint-Christophe, par le docteur
H. Bachelet. 10 pages in-8. Charolles, impr. Damelet, p. 8.

n'aurais probablement pas consenti à *tailler ma plume*, comme j'en avais reçu l'invitation. Mais la chose en étant venue là, je compte sur l'obligeance depuis longtemps éprouvée du propriétaire-gérant de ce journal, et le prie de faire parvenir sous les yeux de ses lecteurs les observations que j'ai le très-grand regret d'opposer à vos attaques surannées contre notre Mère la sainte Eglise.

## II.

Vous étiez, Monsieur, à recommander l'usage des eaux de St-Christophe contre les gastrites, quand tout à coup vous élevez votre style jusqu'au *dogme de l'abstinence et de la diète végétale* que *fonda* l'Eglise. Ce singulier *dogme* avec le jeûne est la cause la plus active des gastrites. Les gastrites sont, *en un mot, la conséquence de notre soumission exagérée aux prescriptions religieuses.* Ces derniers mots ont été atténués dans l'édition charollaise.

C'est bientôt dit, Monsieur; mais votre anathème à l'abstinence et au jeûne se trouve un peu paralysé par celui que lance à la viande et à la bonne chère feu le docteur Broussais, qui n'avait pas non plus *la prétention de se placer au nombre des catholiques fervents :* « Quelques individus, dit-il, résistent aux effets de l'alimentation la plus substantielle pendant leur jeunesse. Il en est même qui parcourent toute la virilité sans en souffrir. Mais c'est à l'âge du retour, aux environs de cinquante ans, que les attendent les infirmités (1). »

Cet oracle, qui a bien sa valeur, me rappelle un passage dramatique d'un célèbre docteur anglais, lequel s'élevant, quoique protestant, contre l'usage aussi par trop exagéré des aliments gras, aperçoit et signale aux gras et gros fils d'Albion (comme autant de zouaves), cachées en embuscade derrière chaque plat de nos riches banquets, la goutte et cent autres infirmités qui valent bien la gastralgie. (Hélas! j'ai failli répéter la *gastrite*, expression incivilisée du *temps jadis.*) C'est absolument l'effet que l'abstinence me parait produire sur mon cher Hippolyte.

L'abstinence est-elle donc aussi redoutable! J'ai peine à le croire quand j'entends le docteur Tourtelle nous dire, dans ses *Eléments d'hygiène* (section III, ch. IX) : « Au printemps, il convient, pour maintenir un juste équilibre d'action dans le système organique et prévenir les mala-

_____

(1) Traité de Physiologie, t. 2, ch. IV.

dies dépendantes de l'excès du sang, de diminuer la nourriture animale et d'user de végétaux. »

Je ne résiste point au plaisir de vous citer encore quelques autorités qui prouveront à vos lecteurs que votre affirmation hygiénique demeure pour le moins très-contestable. Ainsi, dans le *Dictionnaire des Sciences médicales*, au mot *jeûne*, chacun peut lire ce qui suit : « L'homme mange beaucoup plus qu'il ne devrait habituellement manger, surtout dans l'état de civilisation et de loisir qui dissipe peu... C'est pour ramener l'homme vers le genre de vie simple et primitif, à la douceur antique et patriarcale, où, content des fruits délicieux que lui présentait la terre, il élevait, comme l'innocent Abel, ses vœux vers le ciel, que des sages instituèrent des jeûnes universels.

» Le jeûne rend le corps plus perméable, ouvre les conduits obstrués, facilite la marche des sécrétions et des excrétions, dissipe ou cuit, pour ainsi parler, les matières visqueuses et saburrales qui engorgeaient les premières voies. Par la soustraction des nourritures, la pléthore diminuée, laisse un cours plus libre au sang.

» Les grands hommes qui firent descendre des cieux les lois des Carêmes et des jeûnes parmi les nations qu'ils voulurent civiliser, s'entendaient un peu plus en hygiène que ne le croient quelques modernes philosophes, qui n'y ont vu que de ridicules pratiques d'austérité.

» Il est manifeste que le mouvement vital, modéré et réglé par l'abstinence, doit beaucoup ralentir le cours des années (c'est-à-dire allonger la vie). L'on ne doit donc point être surpris de l'extrême longévité des anachorètes.

» Concluons que les hommes reçoivent, des pratiques du Carême, la santé, l'allégement, surtout parmi les régions ardentes; et que ces pratiques adoucissent d'ailleurs le moral, et ramènent l'esprit vers des sentiments d'humanité, de modestie, et contribuent à la civilisation, à la pureté des mœurs. »

## III.

Ici, fouillant dans la nuit de l'histoire médicale, une plume sacrée pourrait s'attacher à rechercher les motifs sur lesquels s'appuie tel jeune docteur, qui ne veut pas que le jeûne et l'abstinence conviennent à nos mœurs contemporaines. A la place de cette étude courte, facile, mais délicate, qu'on me permette de ne citer ici que la conclusion d'un long et savant article de Planque. (*Bibl. choisie de Médecine*, t. *I, p.* 55.)

« Il est important, aux approches du printemps, de diminuer la quantité et la qualité de la nourriture que l'on avait accoutumé de prendre. Et parce que les soulphres de la viande sont plus durs que ceux du poisson et des légumes, l'on n'a rien à craindre de ces derniers. Au contraire, l'on a beaucoup à en espérer. Et j'ose dire que, si le Carême n'était pas d'institution de religion, il devrait être d'institution de médecine.

» Ce n'est que par une délicatesse mal entendue que plusieurs personnes se dispensent de l'abstinence et du jeûne du Carême. J'en appelle à témoins une infinité de sages et vertueuses personnes qui l'observent très-exactement, qui n'en sont jamais incommodées, et qui poussent la vie plus loin que ceux que leur sensualité empêche de l'observer.

» Le jeûne du Carême, qui est une sage diète ; l'abstinence, qui est un changement de viande, dout les parties sont trop pressées avec des mets dont les soulphres sont plus aisés à dissoudre, préparent à merveille le corps au renouvellement que procure à toute la nature le soleil se rapprochant de notre hémisphère. »

Après les autorités qui raisonnent leur opinion, après l'expérience qui nous montre, chaque jour, la goutte et compagnie en embuscade derrière vos beaux plats, je tire, à mon tour, cette conclusion qu'en vous élevant en thèse générale et absolue contre la loi du jeûne et de l'abstinence, vous vous élevez contre les données de la science et de l'expérience.

## IV.

L'expérience ! mais regardez plutôt. On dit qu'en dépit de la médecine et de ses académies rieuses, nos tempéraments ne valent plus ceux de nos pères qui s'abstenaient et jeûnaient. Or, aujourd'hui, où se sont réfugiés, où se retrouvent les types, ou plutôt les débris de ces natures antiques qui vivent et vieillissent sans infirmités ? chez les gens qui pratiquent l'abstinence et le jeûne. Allez voir à la Trappe, à la Grande-Chartreuse. Tenez, il me vient une réminiscence. En visitant à Milan, l'an dernier, les magnifiques fresques de l'ancienne église des Bénédictines dont le monastère est devenu une caserne, mon guide me proposa de faire *une visite aux anciennes religieuses*. C'étaient trois pauvres jeûneuses, trois vénérables victimes de cette *crédulité humaine* qui professe *une soumission exagérée aux prescriptions religieuses*. Elles n'ont jamais voulu profiter de cette liberté qu'on leur apportait en les mettant hors de chez elles. Il avait fallu les laisser s'abriter dans un petit coin de leur antique et chère prison. Or, en me conduisant, mon cicérone me disait : « Elles sont dans une douleur inconsolable. La plus jeune est morte, il n'y a que six mois, à quatre-vingt-seize ans. » Elles faisaient venir, sans doute, à chaque printemps, une grosse cargaison d'eaux de Saint-Christophe.

Voulez-vous des faits plus particuliers ? Reportons-nous à notre petit Semur. Je crois bien que, là comme ailleurs, les santés d'autrefois valaient celles d'aujour-d'hui, n'est-il pas vrai ? Or, on ne tuait point dans notre petite ville, on n'y étalait ni veau, ni bœuf. C'était le temps jadis. Quelques familles privilégiées envoyaient chaque semaine leur serviteur s'approvisionner à Marcigny. Pour tout le reste c'était la même histoire que voici. *Ab uno disce omnes.*

Nous étions naguère encore onze enfants vivants. Mon bon père, sage et laborieux ouvrier, vous pouvez vous en rappeler, fut toujours très-fidèle aux jeûnes et aux absti-nences, comme aux prescriptions de l'Eglise. Tous nous faisions, avec joie et sans grand mérite, une abstinence absolue pendant la semaine. Seulement le dimanche, au retour de la grand'messe, c'était la fête de famille, et tou-chant pour huit jours au bœuf gras, nous goûtions, enfants, une jouissance que ne soupçonnera jamais le sybaritisme. Avec ce régime patriarcal, mon vénérable père a pu, sans infirmités, atteindre ses quatre-vingts ans et s'endormir en paix, après avoir élevé honorablement sa nombreuse famille, donnant deux de ses filles au ser-vice hospitalier, une autre à celui de l'enseignement, trois de ses fils au service militaire, deux autres au ministère de cette Eglise, mère des peuples, que vous avez appris à méconnaître ; et tout cela, sans avoir jamais eu trop affaire avec la faculté, pas même, hélas! à Montebello, où tombait héroïquement, à la première ligne, au premier choc, le plus jeune de ses fils !

## V.

C'est une charmante apologue que le *Carême in-promptu* de Gresset, ce bon curé confiné dans je ne sais quel îlot du vaste Océan où il a bientôt oublié son almanach, et vous expédie son jeûne et son abstinence quadragésimale de la plus philosophique façon; c'est trop souvent, par le

temps qui court, le simple baptisé, qui, aux jours du
jeune âge, aurait pu dire comme le royal enfant d'Israël :

> J'adore le Seigneur, on m'explique sa loi;
> Dans son livre divin on m'apprend à la lire;
> Et déjà de ma main je commence à l'écrire.
> . . . . . . . . Quelquefois à l'autel
> Je présente au Grand-Prêtre ou l'encens ou le sel.
> J'entends chanter de Dieu les grandeurs infinies;
> Je vois l'ordre pompeux de ses cérémonies.
>
> . . . . . . . . . . . . . . . . . . . .
> Moi! des bienfaits de Dieu je perdrais la mémoire !

Mais arrive la raison pure, et le voilà qui veut se lancer
sur l'Océan du monde; il méconnaît le sein qui l'a porté;
il se défait des langes d'une enfance trop cléricale; il perd
le sens des choses chrétiennes; il ne sait plus ni la doc-
trine ni le langage catholiques. Le voilà, loin des siens,
jeté sur son îlot! Heureux si quelque main amie se dé-
voue à lui procurer un guide-âne, à lui remémorier ses
vieilles rubriques! Heureux, dis-je! mais à la condition de
l'autre : *sua si bona nôrint.*

Vos oublis sont inconcevables, mon cher docteur, car
vous êtes certainement de bonne foi, et je ne puis ni
ne veux vous accuser d'ignorance. Mais voyons un
peu! De quoi vous plaignez-vous? — De ce que l'usage
du *maigre est poussé trop loin.* — Est-ce vrai? Est-ce surtout la faute de l'Eglise? Non, mille fois non; je vous le
prouverai. Vous lui demandez d'atténuer la rigueur de
ses prescriptions, et c'est ce qu'elle a fait avant que vous
ne fussiez né. Vous sollicitez quelque modification sans
valeur à sa loi. Je gagerais que votre requête réclame moins
que ce qu'elle a fait; vous êtes docteur en.... médecine,
et vous ignorez cela!

## VI.

*L'usage du maigre est poussé trop loin,* dites-vous. Exa-
minons cela la loi à la main, et quant aux temps et quant
aux personnes.

Deux jours par semaine, un de plus chaque trimestre,
plus cinq jours de vigiles et le Carême entier. Voilà la loi
de l'abstinence dans toute sa rigueur. Celle du jeûne est
incomparablement moins étendue. Or, mon cher docteur,
ce que demandent en fait d'abstinence Broussais, Tourtelle,
Planque, etc., ne signifie rien ou comporte au moins cela.

Peut-être, direz-vous, ce que je redoute, c'est le passage

brusque et trop répété du gras au maigre, du maigre au gras. Mais le *Dictionnaire des Sciences médicales* se charge encore de vous répondre : « Il est rare, très-rare que le passage même rapide à une vie plus sobre ait quelque inconvénient. »

Quant aux personnes, la loi de l'abstinence aussi bien que celle du jeûne est une loi positive ou purement disciplinaire, faite par l'Eglise, seule juge des intérêts spirituels de ses enfants. Or, l'Eglise, toujours inflexible sur les dogmes vrais qui ne sont autres que la vérité immuable de Dieu ; l'Eglise, qui ne peut et ne sait composer quand il s'agit de la morale évangélique, parce qu'elle n'en est que la dépositaire; l'Eglise, dès qu'il s'agit de lois faites par elle comme celle qui nous occupe, se hâte de proclamer cet axiome de droit canonique : *Leges positivæ non obligant cum tanto incommodo.* Les lois purement positives ou disciplinaires cessent d'obliger quand il y a un inconvénient sérieux à leur observation. Cela seul devrait vous suffire et vous rassurer, mon docteur. Mais ce n'est pas tout. La loi du jeûne n'oblige pas avant vingt et un ans révolus. Elle n'oblige jamais ceux que des infirmités corporelles ou des travaux trop pénibles éprouvent ; il est même admis que la multitude des pauvres et excellentes gens dont la vie, laborieusement gagnée, est un jeûne et une abstinence perpétuels, n'ont pas à se préoccuper beaucoup de la loi dont vous vous plaignez. Les femmes enceintes, celles qui allaitent, etc., etc., sont formellement exceptées de la loi du jeûne et de l'abstinence. Que reste-t-il donc? — La foule des oisifs, bons vivants, bien dodus, qui ne s'abstiennent et ne jeûnent guère, mais qui crient : *Miséricorde!*... Un petit nombre d'âmes d'élite, sages et innocentes créatures, le sel, la gloire et le salut du monde.

*L'usage du maigre est poussé trop loin!* Par qui, je vous le demande? Par ordre de qui? L'excès suppose un inconvénient sérieux ; l'inconvénient sérieux affranchit de la loi ecclésiastique. Prenez-vous-en à qui vous voudrez, mais pas à l'Eglise qui n'en peut mais, si votre dévote *soumission à ses prescriptions est exagérée.* Vous allez vous en prendre encore, peut-être, à *cette crédulité humaine aussi infinie que la bonté divine qui l'inflige ou la pardonne.* Aux jours d'Eliacin, vous auriez vu que c'est s'en prendre à Dieu; vous auriez compris que cette phrase, qui s'écoute et s'admire, renferme un double blasphème. Si ce n'est point Dieu qui l'inflige, du moins qu'il le pardonne!

## VII.

Vous le voyez, et chacun le verrait à votre défaut, la loi ecclésiastique du jeûne et de l'abstinence ne fait pas toutes ces victimes sur lesquelles votre âme sensible s'appitoie trois ou quatre fois dans cette mémorable page. Plût à Dieu qu'aucune loi sur la terre ne fût plus rigoureuse que celle-là ! Eh ! bien, mon cher docteur, aussi jalouse que vous pouvez l'être vous-même du bien de ses enfants ; aussi soucieuse que vous de leur épargner des péchés, elle a successivement modifié, atténué sa loi en leur faveur, sans attendre votre *scientifique* requête. Je doute même que ce soient les docteurs du temps jadis qui lui aient arraché les concessions qu'elle a faites. Mais enfin, avant que vous ne fussiez né, et moi aussi quoique plus vieux que vous, l'abstinence du Carême était commuée en une faible aumône, quant aux dimanches, lundis, mardis et jeudis de chaque semaine. Quatre jours sur sept ! Et ce n'est pas tout, Monsieur. Vous ignorez que, sur la demande des évêques, et grâce à l'admirable condescendance du chef vénéré de l'Église, déjà dans un très-grand nombre de diocèses, en particulier dans celui qui vous a accueilli naissant, et dans celui où vous exercez votre art, l'abstinence du samedi est équivalemment supprimée. Demandez, docteur, des explications là-dessus à votre curé, avant de *dogmatiser abstinence et diète végétale.* En attendant je me résume : 52 vendredis dans l'année ; plus, un mercredi et samedi chaque trimestre ; plus, cinq vigiles qui se rencontrent souvent les jours déjà pris, et enfin vingt jours du Carême : en tout quatre-vingt-cinq jours d'abstinence par an, pour racheter 278 jours de bonne chère. Les gens du monde eux-mêmes, tout en se lamentant de leur faiblesse pour les morceaux succulents et les nectars délicieux, diront plus haut que moi : « S'il y » a excès, ce n'est ni dans le chiffre, ni dans les exigen-» ces de l'Eglise ; c'est dans notre part et dans nos habi-» tudes. »

## VIII.

Je veux, docteur, que vous m'instruisiez à mon tour. Je n'ai pas bien compris de qui vous voulez parler, quand vous écrivez ceci : « Quand les circonstances m'interdi-» sent d'espérer un changement complet de régime... » Je me suis demandé d'abord : son âme tendre veut-elle s'apitoyer sur cette foule de pauvres gens qui n'ont pas de quoi mettre la poule au pot ? Ce serait louable et parfait.

Mais ces pauvres gens n'ont guère de quoi acheter le vin
et l'eau de Saint-Christophe que vous conseillez pour
obvier au non-changement complet de régime. En reli-
sant attentivement votre phrase, je trouve immédiatement
avant, votre troisième reprise *des victimes de leur soumission religieuse*; et un peu plus loin : *ceux qui... par obédience jeûnent et font maigre...* Me voilà donc renseigné
par vous même ; et c'est bien contre les personnes dévo-
tes du monde et contre les personnes religieuses des
communautés que vous vous élevez, les dénonçant d'une
soumission exagérée aux prescriptions religieuses, et
d'une indocilité scandaleuse envers le médecin. Docteur,
prenez garde de calomnier vos clients, à moins que votre
clientèle n'aille jusqu'à la Grande-Chartreuse. Excepté
celui-là, tous les ordres religieux, à commencer par les
Trappistes, laissent le jeûne, et vivent d'aliments gras,
aussitôt qu'un médecin consciencieux a parlé. Vous com-
prenez que je parle des individus ; et s'il me convenait
d'entrer dans les détails et d'accumuler les faits, la chose
me serait facile. Mais il faut finir non sans avoir démon-
tré, je l'espère, du moins, qu'en vous élevant contre la
loi ecclésiastique de l'abstinence et du jeûne, vous faites
voir que vous ignorez complètement ce qui s'enseigne et
se pratique dans l'Eglise à cet égard.

Donc, si votre requête ne sollicite, comme vous le dites,
que *quelques modifications sans valeur*, une *atténuation* à
de prétendues rigueurs, votre réclame, ne fût-elle ni
inconvenante, ni déplacée, est tout à fait inutile et vaine.

Si c'est une suppression absolue et générale que vous
rêvez, vous ne l'aurez pas, vous le savez bien ; et les
docteurs que j'ai cités plus haut n'en veulent pas plus
que les docteurs de l'Eglise.

Pourquoi donc alors cette belle page 8 que vos publi-
cations antérieures n'avaient point fait pressentir ? Je
commence à le croire, et on me l'affirme, du reste, sur
bon titre ; elle est venue là en vertu du grand axiome
d'Horace :

Omne tulit punctum qui miscuit utile dulci.

Vous avez voulu produire de l'effet, joindre l'agréable
à l'utile. Cette page est à votre article, comme l'arsenic
est aux eaux de Saint-Christophe. Grâce à la présence de
l'arsenic, elles ont, dites-vous, le mérite de rendre la
jeune fille plus jolie. Oh ! les précieuses et moralisantes
eaux, si elles ont surtout la propriété que leur attribuent

les jeunes filles de la Hongrie ! Que d'unions plus heureuses, si les dames de France l'avaient su plus tôt ! Mais *sur une voie si glissante*, il faut savoir *s'arrêter à temps*.

## IX.

L'établissement minéral de St-Christophe n'est point responsable de notre querelle. Il n'aura point à en souffrir. Toute contestation s'apaise devant le mérite éprouvé de ses eaux. Je puis personnellement aussi rendre hommage à la vérité de vos appréciations, et je ne regrette plus que vous m'ayez fourni l'occasion de leur payer mon tribut.

Je conçois, Monsieur, qu'il ne m'appartient pas d'en parler au point de vue médical. C'est une tâche dont vous vous êtes fort bien acquitté dans vos deux articles. D'ailleurs, le jugement de l'Académie de Médecine de Paris, que vous avez soin de rappeler, est souverain ; et l'assimilation que fait ce corps savant des eaux de St-Christophe à celles de Spa assure à celles-là, dans un prochain avenir, une immense prospérité. Les grandes fortunes peuvent seules entreprendre le voyage de Spa. Saint-Christophe, accessible à toutes les fortunes, ne suffit déjà plus à l'empressement des populations, et chaque année y amène des développements sensibles, des améliorations croissantes.

St-Christophe, j'en ai l'espoir, ne deviendra jamais un de ces immenses rendez-vous de l'oisiveté et du désœuvrement. Les lieux de plaisirs et les tripots n'y feront jamais appel aux tristes passions humaines. La nature des lieux, des personnes et des choses assure à Saint-Christophe une utilité et une physionomie spéciales qui ont bien leur mérite.

Les âmes calmes et sérieuses du monde qui cherchent uniquement la guérison ; les âmes religieuses, surtout, viendront là de préférence. Par exemple, rien ne saurait mieux faire ressortir, à la fois, la facilité avec laquelle l'Église sait faire plier ses lois disciplinaires au besoin, et, en même temps, la vertu solide et exceptionnelle des eaux de St-Christophe, que le séjour répété trois années de suite de deux religieuses cloîtrées, deux Bénédictines, auxquelles l'obédience ouvrait les portes de leur cloître pour venir puiser la vie et la santé à ces sources salutaires, où elles les ont recouvrées, en effet. Je ne veux point citer d'autres faits particuliers. J'aimerais mieux, si j'en avais le loisir, développer ici le riche tableau des jouissances sociales, naturelles et artistiques qui viennent là, à chaque instant, à chaque pas, distraire si heureusement les malades,

## X.

Quel beau, quel riche pays ! Quelles fortes et mâles constitutions chez ces dignes fils des Brannoves. Quel admirable esprit qui fait de tout un peuple une même famille, unie par les plus intimes liens ! Quand nous lisions dans notre enfance les drames si attendrissants de Berquin, nous ne songions pas que nous en avions si près de nous la réalisation rehaussée encore de tout le coloris et des aspirations de la foi. A St-Christophe, le château et la chaumière, vous le savez, s'aiment et se donnent la main et le cœur. La classe bourgeoise, sans jalousie comme sans bassesse, considère avec la même affection cette grande maison qui, par sa noblesse comme par ses malheurs, domine toute la contrée. Le château donne la main à l'Eglise ; et l'un et l'autre sont le centre culminant, le point de ralliement de toute cette population. Là, rien qui ressemble à cette méconnaissance, à ce dénigrement contemporain de tout ce qui est supériorité de nom, de fortune, de mérite. La foi et les mœurs ont conservé ce sang généreux dans sa fraîche et brillante vigueur d'autrefois. C'est bien toujours cette population charollaise dont le P. Vavasseur, dans une de ses plus charmantes épigrammes, peint si bien le caractère et les habitudes, en quelques vers que je traduis : « La campagne ! Il me faut la campagne. J'ai besoin de sortir, de secouer au loin tous mes soucis. Je veux aller jouir de mon repos quelque part où le gibier abonde sous les pas du chasseur, où la pipée soit heureuse et la pêche abondante ; où citoyens et étrangers ne soient pas trop savants, mais d'humeur agréable ; pas tout à fait oisifs, mais aussi pas trop occupés ; non illustres et sans ambition de le devenir ; non riches, mais contents de ce qu'ils possèdent ; heureux s'ils peuvent toujours se préserver de la chicane et du barreau ! »

## XI.

Voilà la population à laquelle viennent se mêler les baigneurs et buveurs de Saint-Christophe. Là, se reproduit chaque année en cette saison ce qui se voit en permanence à Ars. Les étrangers sont accueillis par la population, en quelque sorte adoptés par les familles qui leur cèdent un logement peu coûteux. S'ils le veulent, ils vivent à la table commune. Les grandes allées, les ombrages antiques du parc qui entoure le château leur sont livrés. Et puis, s'ils veulent rayonner tout autour,

mêlant l'exercice de la promenade à l'action salutaire des
eaux, quelle admirable variété de sites et de buts s'offre
à leur choix! Tantôt nous les verrons s'enfoncer dans
cette autre vallée de Tempé, qui les conduira à Briant;
tantôt nous les suivrons gravissant les vertes hauteurs
de Launay ou de Chérat, embrassant d'un seul coup
d'œil toute l'étendue de notre Brionnais. Une fois, ils
iront contempler la grâce incomparable du château de La
Clayette, dont les tourelles nombreuses s'élèvent du sein
des eaux pour s'encadrer dans la verdure. Une autre
fois, c'est Marcigny qui les verra accourir un lundi, dès
le matin, pour observer d'un seul coup l'ensemble des
populations brionnaises, comme ils ont, des hauteurs de
Chérat, embrassé le pays tout entier. C'est le tour d'Anzy,
dont ils étudient les merveilles dans le prieuré, et cette
église que vous connaissez. S'ils trouvaient trop sévère
l'aspect d'Anzy, ils iraient à Semur contempler notre
chère église de Saint-Hilaire, pleine de luxe artistique, je
dirais presque d'une sainte mondanité. Pourquoi nos
hôtes n'iraient-ils pas un jour jusqu'à Charlieu, devant
ce ravissant portique du prieuré, le morceau peut-être le
plus fini que la France possède dans le style roman? Ne
perdant pas de vue l'esprit et les habitudes de ceux aux-
quels nous croyons spécialement préparé le séjour des eaux
de Saint-Christophe, nous ne craindrions pas de les con-
duire en pèlerinage soit à la chapelle vénérée de Sancenay, chargée encore de peintures et d'armoiries antiques,
mais plus célèbre par les merveilles qu'on en raconte,
soit à Romay, la sœur et l'émule de Sancenay. Romay les
introduit à Paray, dont les souvenirs pieux et les monu-
ments restaurés vaudraient à eux seuls un long voyage.

Je passe beaucoup de choses, vous le savez. Aussi bien
le temps me presse, et j'ai à peine celui de me relire.
Voilà pourquoi vous voudrez bien user d'indulgence pour
la phrase à cause de l'intention. Comme vous, je désire
que vous ne voyiez dans ces quelques lignes qu'une étude
consciencieuse et nullement hostile à votre personne.
Mais je me rangerai toujours sous la bannière de celui
qui a dit, tout païen qu'il était : *Amicus Plato, sed ma-
gis amica veritas.*

Paray, ce 27 juillet 1859.

F. CUCHERAT.

# PIÈCES JUSTIFICATIVES.

## I.

*(P. 3. de la brochure; mais version véritable).*

J'insiste beaucoup sur la nécessité de joindre l'agréable à l'utile, parce que nous n'avons parfois que cette ressource pour faire accepter les médications les mieux indiquées. Là où la raison fait souvent défaut, il suffit quelquefois pour entraîner de savoir semer quelques fleurs sur la route. Ah ! si nous pouvions faire appel aux pouvoirs mystiques et surnaturels, tout deviendrait facile ! Qu'une vierge de la Salette, bleue ou rose, apparaisse aux yeux de quelques pauvres d'esprit, aux bords d'un simple ruisseau, on en rira sans doute en plus d'une académie ; mais le ruisseau sanctifié sera épuisé avant d'avoir pu satisfaire la moitié des fervents buveurs. Ces faits ne m'étonnent plus ; ils peuvent changer d'objet, mais ils se renouvellent avec une constance désespérante pour l'humanité. Aussi je crois la crédulité humaine aussi infinie que la bonté divine qui l'inflige ou la pardonne !

Je reviens à l'eau de Saint-Christophe.

## II.

## (P. 5).

3º L'arsenic lui-même, ce poison si dangereux, devient, à si faible dose, un agent de médication utile et, dans certains cas, *très-agréable*. On a récemment avancé et presque prouvé que les eaux du Mont-d'Or ne devaient leur efficacité qu'à la présence de ce métal. Tout le monde connaît sans doute cette singulière propriété de l'arsenic, pris en très-minime quantité, de fortifier le corps et de donner au teint une fraîcheur éclatante. Les jeunes filles de quelques localités d'une partie de la Hongrie le savent, elles aussi, et en font usage depuis bien longtemps pour mieux plaire à leurs fiancés. Elles ont tant à se louer, dit-on, de cette habitude et de ses bons effets, que l'abus a suivi quelquefois l'usage. Peut-on s'en étonner ? Sur une voie si glissante, le désir d'être plus jolie encore, une jeune fille peut-elle toujours s'arrêter à temps ?

## III.

## (P. 7 et 8).

Parmi les maladies qui affligent l'humanité, il en est peu qui soient plus tenaces et plus désespérantes que les gastralgies. Le plus sûr moyen de les guérir, c'est, je crois, de les prévenir. Je vais donc faire de la médecine préventive, et, quoique le sujet soit délicat et difficile à traiter, je veux signaler résolûment une des causes les plus actives de cette pénible affection.

Cette cause la plus active, c'est le jeûne, c'est l'usage du maigre porté trop loin ; en un mot, c'est la conséquence de notre soumission exagérée aux prescriptions religieuses.

Ici, fouillant dans la nuit de l'histoire sacrée, une plume profane pourrait s'attacher à rechercher les motifs sur lesquels se fonda la loi de l'abstinence et de la diète végétale. Elle aurait à décider si l'hygiène, qui en fut sans doute la première inspiratrice, convient toujours à nos mœurs ; si le régime maigre est un auxiliaire aussi efficace qu'on le croit des prescriptions religieuses... De cette longue et délicate étude qu'on me permette de ne citer ici que la conclusion.

Cette conclusion est celle-ci : l'Eglise, en atténuant la rigueur de ses prescriptions hygiéniques, épargnerait à ses enfants insoumis bien des péchés, et à ses enfants soumis bien des maladies. Ces deux raisons me paraissent suffisantes pour légitimer une modification, sans valeur au point de vue religieux, mais qui serait un immense bienfait pour les catholiques fervents.

Je n'ai pas la prétention de me placer au nombre de ces derniers, cependant je désire qu'on ne voie dans ces quelques lignes qu'une étude purement scientifique et nullement hostile à la religion.

En attendant qu'on fasse droit à ma requête, il faut tâcher de soulager les victimes de leur soumission religieuse, et je vais faire connaître le moyen qui, dans ce cas, m'a le mieux réussi. Quand les circonstances m'interdisent d'espérer un changement complet de régime, je conseille de joindre au vin du repas l'eau gazéifiée de Saint-Christophe. L'action tonique de celle-ci diminue l'effet débilitant du régime suivi, et suffit habituellement pour l'empêcher d'altérer à la longue une bonne santé.

Donc à tous ceux qui par goût, par habitude, par nécessité ou par obédience jeûnent et font maigre, je dirai : Vous n'avez qu'un moyen de vous soustraire aux fâcheuses conséquences de ce régime, c'est de boire avec le vin des repas les eaux de Saint-Christophe.

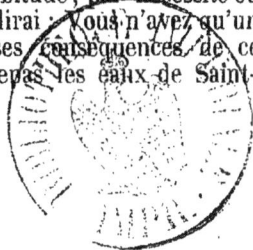

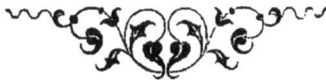

www.ingramcontent.com/pod-product-compliance
Lightning Source LLC
Chambersburg PA
CBHW050452210326
41520CB00019B/6184